婦科辨解備要

嘗思景星卿雲和風甘露為兩間之善瑞災霾
雨雹晦霧陰霾乃四序之偏災故得氣之善者
為福壽為康強得氣之偏者為凶惡為夭札豈
造物不仁特人不慎而偶中其蠱耳夫國有善
政陰陽水旱不為災世有良醫風寒火熱不為
害蓋生人者天也體天者人也倘於生生不窮

之會以生人而反致殺人誠仁人君子所不忍坐視者也摯友郭先生鄴下名醫僕同學耀宸之先君也其執業近五十寒暑故稱獨適而上遂於一切危險之症無不藥到病除著手生春而於婦科尤為深得三昧者焉嘗本生平心得著為婦科便解備要一書專言胎前產後之事

夫婦女一科其病最雜胎產之際其症尤危蓋語云能治十男子不治一婦人能治十婦人不治一童子若胎產則幷育二難矣嘗見十月期盈倉皇臨蓐存亡呼吸兩命攸關或以忌醫而殞命或以勿藥而喪身是豈盡遭煞氣而命當夭札者耶特無以善其調護斯母子之命如霜

籜與草露耳自此稿一出得其方以保全者甚夥故四方傳鈔借稿者幾無虛日當時以乏貲之故有志焉而未逮也己亥秋耀宸入邑庠諸友入於棠首得是稿咸謂不亟傳世不足成先生之志也於是釀金相助勸付梓人而屬僕以弁言竊維四診不審何敢強作解人六味粗諳

詎能代宣秘意然僕緣慳越世固未覩大雅之容而謭忝通家究難以不文爲謝且竊聞之醫者意也貴得其意而變化之者也故夫醫書肇自靈素方藥著於漢唐雲林傳壽世之方金鑑爲醫宗之寶凡茲善本何莫非體天地好生之德冀登斯民於仁壽之域哉况乎因難見巧人

畧我詳理求精當而不尚奇衺語近平常而總由閲歷著病源於論説依然方外文章紀症候以詩歌允爲醫林風雅此豈記藥性鈔成方者所能道其隻字耶仁人君子得是書以備講求爲孕婦解九死之厄俾嬰兒獲再生之年即謂之景星卿雲和風甘露焉可矣若夫懸之九市

不妨家有越人寶之千秋無難代生岐伯是尤

所望於神而明之者

光緒二十有五年立冬後七日

吏部注銓直隸州分州拔貢楊玉璠拜撰

中華民國十七年中秋月孫郭友容續印

婦科辨解備要序

醫之為道君子之道也故必有恆者始可作醫夫藥之性能生人亦能殺人苟用不合宜反生為殺矣惟君子存心不苟執業必精臨病必詳細審察方能轉危為安若惟利是圖輕視人命臨病不察虛實輒投猛烈之劑不殺人者幾何矣是以古之用醫必選名世之後以其知廉恥明順逆也余自十七歲習此道遵先賢所載論寒熱辨虛實識藥性製炮炙至今五

十年矣乃虛名聞於府署曾蒙府正堂戴公幣聘起夫人十年之沉疴全少婦九死之胎產卻金不受戴公以為高誼益厚遇余為捐國子監賜匾額印執照題以優免差徭延及後世又親寫屏對賜呼思誠又號省三此數十年心苦幸有此榮遇哉余晚年得子恐非能就此道者日夜痛心懼吾歿之後將數十年心苦一旦泯滅雖有子尚在嬰兒未及齠齔不能傳濟生之道余年近七旬雖未大衰桑榆之日難言久

照儻遇婦人胎產之病委之庸醫之手最易傷生因此日夜究心輯成婦科辨解備要法雖略備非有師承口訣不能融會貫通於心文雖鄙俚而其中包括先儒未傳之妙辨庸醫用藥之誤剖露肝肺以罄其蘊奧苟能潛心玩繹以盡厥旨亦未始非學醫之一助也司馬温公曰達則為良相不達為良醫豈非君子之道乎然吾固不敢以君子自居亦不敢以庸愚待人但願高明君子能鑒余之苦心共相指摘以匡

其所不逮是則余之所深望也夫

同治甲子仲春鄞東洹左梧軒郭玉桂自序

婦科辨解備要

安邑擎天郭玉柱著

婦人總論

夫婦人乃衆陰所集如德性柔良榮衛調和諸病無由而生否若逆妬險惡氣血失調百病生焉經云二七而天癸至衝任脉盛也月事以時交感則有子矣天癸者天一生水也何謂月經月者陰也經者經絡也余嘗考古論過期而行經者血寒也未期而先行者血熱也經行作痛者氣滯也來後或痛者氣虛也

其色紫者為風黑者為熱淡者多痰如烟塵水者血不足也是乃言其初病之大略耳若病久變症多端不可不辨有氣滯血凝而過期者有陰虛血枯而過期者亦盡指為寒乎有暴怒傷肝而先期者有氣虛下陷而先期者可直指為熱乎有虛寒而色淡者有血短而色鮮者經久不調變為紫黑成塊者亦可指為痰為熱耶且無論虛實寒熱一有不調每作腹痛豈可執一而論全在臨症而證之耳望聞問切醫者

之首務也聖人不能舍此以為法况後學者乎是乃望人之肥瘦聞氣之盛衰問其飲食二便切其六部脉息假如少婦得病必使老嫗傳問切莫自作聰明恒念性命所關然後用藥施治可以無大過矣每見庸醫臨症草草診脉輒言盡知病源豈非欺世盗名者乎且婦人善懷有等閨尊愛卑飲食自私之婦諱疾忌醫有病則曰氣俗醫信口逢迎必須順氣殊不知順氣則損氣矣衛脉者氣也任脉者血也氣升則升

氣降則降血隨氣行永無暫息若獨耗其氣血無所施正氣既虛邪氣必勝故百病生焉其經安得調乎且心生血脾統之養其心則血生實其脾則血足正氣勝血自行矣此調經之要法也宜戒暴怒莫損於衝任遠色慾莫損於血海余考產後一科胎前用藥宜溫煖培養於理最當否若見熱便用大涼見寒便用大熱斷不可也即大補大瀉之劑更莫妄投恐一損進傷也醫誤之咎莫甚於此殊不知姙孕如天地

之孕物陰陽和合人物俱生陰陽偏勝豈得孕乎譬如瓜果值水旱不調花實脫落故立秋十八日後寸草不結寒不發生也余每治新產月裡用和緩之劑使血得以流通其惡露自盡故無後患耳人子受胎雖係陽精所得寔賴母血而成亦若瓜果賴枝葉所蔭也婦人終十月而產者即瓜果蒂懸脫殼之意若時令感冒治則隨手而愈間有失珍重者不滿十月而胎墮者猶若瓜果枝蔓有所傷也胞系腐爛胎始

墮落故此得病則難愈矣昔人謂小產重於大產者此也婦人新產榮衛俱虛腠理不密或冒風寒或傷飲食或惡露不通或血行過度四者俱病寒熱腹痛產後半月之前斷不可用大涼大散之劑恐胃氣轉傷無能為矣半月以裡雖治內外之邪亦當兼行血氣如半月以後若有雜症不可偏執產後一門治療又當從各門類推求庶不致有指鹿為馬之悞也

用藥論

濟人之道莫先於醫療病之功莫先於藥先儒云良醫知㞐相用藥如用兵誠哉是言也其所以日就日下者無人考證故也余謂婦人胎產之病較之別門雜症干係尤重以其非關一人之性命也因此專意留心於婦科詳論胎產之失治業經數十年始悟胎產病不易用藥也庸醫泥用成方不辨藥性然則識

字者皆醫耶況人生禀受不同老幼強弱亦殊至若臨症診脉論病下藥是又言難傳而形難圖惟智者臨時變通耳庸醫用藥不論禁忌大可畏也如獨味專攻取捷快數般相制見効遲有相配合者有相畏忌者有相惡者有相反者有獨味本無毒二味合成毒藥者誠能識性知機用若通神方能取効於俄傾耳否若相反或畏忌交參以成茶毒名曰救人實則殺人豈不大大可畏哉況胎產門之用藥尤為謹慎之

至者也如產前用藥不妥輕則墮胎重則母子俱傷産後用藥不妥輕則遺留後患重則母子俱亡可不慎哉必須洞明藥性銖逢精敏愼期不悖於古又不敢株守成見即如　戴公深明醫道以及官翺師爺無非翰林進士科拔歲貢且署中醫書滿案諸公熟讀爛記其所以用藥不効者豈非拘執成方之悞耶

調經方論

○一論古方以四物湯為調經之主乃千古不易之方誠婦科血分中之要藥也且古人立方義理淵深領會不易今人何能及哉然古人之方即古人之法也必有精意存於其中今人不辨古方精意而執用之是執方而昧法也婦科諸症方脉與男子無異惟經帶崩漏胎產等病不同若本衝任虛損經水失調別無標病而胃強能食者用熟四物湯有王道之義存焉猶當論症加減勿拘成方可也奈何今人無論

陰陽表裏虛實寒熱室女婦人胎前產後一云婦病輙用四物湯為主若是以為排場牢不可破每見脾虛胃寒之人遽服熟地當歸取効者甚少膩膈滑腸不食而死者多矣脾胃乃後天之根本若脾胃不和飲食少進而能調經者难矣四物湯固血分中之首領然投機應病全在用者之變通耳其歸芎者血中之氣藥也芎地者血中之血藥也如陰虛盜汗煩燥發渴血枯胃熱者而能食者宜用芎地惡用歸芎如

胃寒凝滯脹悶不食氣不運化血何能調又宜用歸芎悉用芎地庸醫治婦病渾用當歸為首究竟未明用之之法其歸首生血止血者也歸身養血者也全歸活血者也歸尾破血者也若固脬止漏則必用歸首積血痞塊必用歸尾滋陰養血必用歸身逐瘀生新必用全歸即如泄瀉症當歸斷不可用雖用土炒終非善法不可不知或謂原只一味何必粘七絮煩殊不知毫釐之隔千里之謬也即如麻黄本發汗之

歸而棗却偏能止汗酸棗仁熟用治不睡而生用却
偏治多睡然則非一味藥乎先賢云方者一定之法
法不一定之方真是至理明言
〇一論此方調益榮衛滋養氣血治衝任虛損月水
不調臍腹疼痛崩中漏下一切血虛本病是要别無
時令雜症者宜
四物湯
當歸身酒洗　川芎　熟地　白芍酒炒各二錢

右判一劑水煎溫服隨症加減〇如胃寒不食脾虛泄瀉食積痰火時行感冒凡有標病者不可執用總之善用以不泥為然或因病加減為危治血虛經病誠調經方中之聖藥也

調經方論實症

〇一論經候將來臍陣作痛乍痛乍止乃氣血凝滯而不和也是屬有餘之症宜

當歸酒洗三錢 川芎二錢 赤芍二錢 生地酒洗二錢 香附醋炒二錢
桃仁去皮炒一錢半 元胡二錢 紅花一錢 丹皮一錢半 莪朮一錢
陳皮一錢半 甘草八分 右剉一劑水煎溫服
○一論經水常不及期而行者壯人多是血熱宜
當歸身一錢 白芍生一錢 生地二錢 黑梔子一錢半 酒芩一錢半
酒黃連一錢 茯苓二錢 地骨皮二錢 丹皮一錢 香附一錢半
知母二錢 甘草八分 右剉水煎服○腹痛加元
胡二錢 去茯苓口乾加花粉二錢

○一論經水過期而紫黑成塊者多作腹痛是乃氣血不和鬱久蘊熱也方宜

全當歸三分　川芎二分　白芍二分酒炒　炒生地二分　香附二分童便

元胡二分　酒黄芩二分　陳皮一分半　牡丹皮一分半　紅花一分

黑梔子一分半　甘草一分　右剉一劑水煎服

○一論行經忽着氣惱患心腹腰脇疼痛或手足筋痛乃氣滯瘀血作痛也宜用

當尾二分　赤芍二分　川芎一分半　桃仁一分半　紅花一分　青皮一分半

元胡二錢 香附三錢 三稜錢半 莪术錢半 木香一錢 牛膝錢半
右剉一劑用黄酒一中水煎溫服
○一論經行或着氣惱或受寒涼數月不行心腹疼痛經年不愈漸作條塊宜用
七製香附丸水酒各半引 方見經驗丸散本又見後經閉論
○一論婦人女子經信愆期以致逆行鼻衄錯血妄行此氣盛血燥有餘之象治宜
當歸三錢 白芍生三錢 生地三錢 川芎二錢 桃仁炒二錢

山梔子二个　川大黃酒炒三个　牛膝二个　酒芩半　甘草介

右剉一劑童便一中水煎溫服

○一論行經時忽受大寒或着冷水積成血塊心腹疼痛者方宜

当歸尾三个　川芎二个　紅花二个　桃仁炒二个　香附三个　元胡二个

三稜半　莪术半　肉桂半　吳萸半　炮姜半　木香介

右剉一劑姜三片黃酒一中水煎熱服○如嘔吐不食加砂仁一个去歸尾

○一論經水常過期色淡飲食減少乃脾胃不和而生痰也治宜

蒼朮炒二錢　陳皮二錢　厚朴一錢　茯苓二錢　半夏製二錢

香附二錢　砂仁炒一錢　當歸二錢　川芎一錢　枳殼麩炒一錢

炮姜一錢　炙草八分

右剉一劑姜三片棗二枚水煎熱服

一調經方論厯症

○一論經水常過期色淡體肥便溏者乃中氣不足

脾虛生痰而匣塞升降也方用

條參二錢　黃芪二錢炙　茯苓二錢　白朮二錢土炒　陳皮半

半夏二錢製　炮姜一錢　香附一錢　山藥二錢炒　蓮肉一錢

神曲一錢炒　炙草一錢

右剉一劑薑三片棗二枚水煎服不食加砂仁八分

○一論經水常過期而來瘦人多是血少煩燥口乾

大便不潤者宜

當歸三不　白芍生三不　熟地三不　川芎个半　桃仁炒三不

丹參三不　丹皮二不　牛膝二不　紅花个不　甘草个不

右剉一劑童便一中水煎服〇盜汗加龜板不食

加枳殼

〇一論婦人經行過多五心煩熱日晡潮熱宜

當归首卜　白芍炒二卜　生地炭二不　黑梔子个半　地骨皮二不

麥冬去心二不　茯神二不　棗仁炒个半　炒黃連三卜　甘草个不

阿膠珠个半　益母草三不　灯心廿寸

右剉一劑童便一中水煎温服

○一論婦人經脉不調或前或後腹疼腰痛赤白帶下多年不愈不能受孕此乃虚實蕪雜难求速效宜調經百子丸每服百丸空心白煎水送下久服必受孕

調經百子丸方此丸最効故載之

香附三兩酒炒 白芍三兩酒炒 艾葉一兩 益母草三兩 砂仁七个

阿膠珠一兩 川芎二兩 元胡一兩 生地三兩 白朮三兩土炒

當歸三兩 茯苓二兩 小茴香一兩 陳皮一兩半 牛膝二兩

牡丹皮一兩半　酒芩二兩　澤蘭一兩　續斷二兩　木香一錢

大熟地三兩

右藥共為細末用藏石榴煮水打面糊為丸如梧桐子大每服百丸早晚空心用淡醋湯送下

〇一論婦人身體虛敗經水淋瀝不止或下黑水面色青黃四肢困倦頭暈眼花或天癸已絕五十歲以後復來不斷者乃氣虛血燥脾虧不能統血皆

茯神二錢　熟地黃二錢　棗仁一錢炒　白朮二錢土炒　當歸身二錢

白芍二錢酒炒　阿膠珠錢半　麥冬二錢去心　遠志八分去　甘草八分
黃芪二錢生　地骨皮二錢　燈心卅寸
右剉一劑，童便一中水煎服。○泄瀉去當歸，加人參；腹痛加黑蒲黃一錢；不食加陳皮一錢、砂仁五分。

經閉方脈論

女人尺脈常勝，而右手大者，皆其常也。若尺脈微澀而斷，或肝脈沉急者，皆經閉不調之候也，當辨其

虛實不同有枯閉不行者有或前或後者有紫黑成塊者有色淡者有色鮮者有作痛者宜審而治之

○一論婦女經閉不通腹中積塊攻注刺疼宜用

歸尾二錢　赤芍二錢　青皮錢半　三稜錢半　莪术錢半

香附三錢　烏藥錢半　官桂一錢　蘇木錢半　紅花錢

元胡錢半　甘草錢

右剉一劑黃酒一中水煎服○或服破血紫金丹亦効或服七製香附丸俱有殊効然此為有餘之

症設若周之虛症斷不可用

破血紫金丹方

川大黃八兩　三稜二兩　莪朮二兩　姜蚕二兩　紅花二兩

右藥共為細末黃酒醋打面糊為丸如梧桐子大

每服百丸早起空心白煎水送下

七製香附丸方

香附七兩　用酒醋蜜鹽童便薑甘草各浸一兩晒乾

當歸一兩　川芎五錢　杭芍酒炒五錢　生地二錢　烏藥二錢

元胡五分　青皮五分　陳皮五分　丹皮五分　木香三分
三稜五分　莪术五分　紅花三分　柴胡三分
右藥共為細末醋打面糊為丸如梧桐子大每服
百丸早晚空心白煎水送下
○一治婦女血瘕作痛臍下脹滿月經不行發熱分餘
香附五兩酒炒　艾葉二兩醋炒　當歸二兩　川芎五分　赤芍五分　生地二兩
桃仁五分炒　紅花五分　乾漆五分炒　三稜五分　莪术五分
右為細末醋打神曲面糊為丸如梧桐子大每服

八十九臨卧用滚醋湯送下

〇一論婦女經閉不通鼻衂出血不止宜用

當歸二不　白芍生二不　生地二不　知母二不　黄栢鹽炒一不

桃仁炒个半　丹皮炒个半　側栢葉炒黑二不　黑栀子个半　茅根二不

大黄酒浸三不　酒芩个半　懷牛夕个半　水煎温服即止

〇一論室女經血至期不行宜用

當歸二不　川芎个半　赤芍二不　生地二不　澤蘭二不

丹皮一不　牛膝个半　蒲黄生二不　桂心七卜　紅花一不

香附二不　枳殼伞　甘草三卜　水煎服

○一治室女經閉久則發熱咳嗽日漸虛弱宜用

當歸二不白芍二不生地伞茯苓二不陳皮伞半夏伞

香附二不麥冬去心二不丹皮伞知母二不貝母二不柴胡伞

右剉水煎服○泄瀉去當歸生地加丹參二不白术伞

○一論婦人經閉八個月肚腹漸大面色青黃服胎

症藥不効邀余診其脉沉濇而伏此氣鬱不舒肝

尅脾胃不能傳化脾血兩虛之症非胎也伊不信

仍服保胎藥不應余用歸脾湯逍遥散之類服二十餘劑諸症稍退彼欲速效別服通經丸一服下血昏亂自汗惡寒手足厥冷嘔吐不食余用四君子湯加炮姜服二劑漸安又用十全大補湯五十餘劑全愈

○一婦性沉多慮月經不行脹滿食少吞酸吐水此乃脾虛胃寒之症余以補中益氣湯加香附砂仁炮姜服二劑胃和食進更以六君子湯加歸芎丹

叅酒芍姜棗煎數劑脾胃健而經行矣

○一婦人因勞役過度內熱煩渴肌肉消瘦月經不行此胃火消爍陰血之症余以逍遙散重用丹皮黑梔子服二劑以清胃熱用八珍湯加遠志棗仁服二十餘劑舊任脈勝而經自行矣

崩漏論

○一論婦人漏下惡血或暴崩下血數升不止或下

衝任者皆由勞傷衝任氣血虧損故也衝任為經血之海起於手太陽手少陰二經上為乳汁下為月經婦人經脉調和則月水依時而下若勞傷衝任氣虛不能制血則非時而下淋瀝不斷謂之漏下何能受孕宜急治之方用

黃芪炙二錢　林参二錢　白朮土炒二錢　歸首二錢　白芍酒炒二錢　熟地二錢

香附醋炒一錢半　川芎一錢半　蒲黃炒黑一錢　地榆炒黑一錢半　阿膠珠一錢半　炙升麻二錢

右剉一劑水煎溫服○不食加砂仁便溏去當歸

○一治婦人忽然下血過多形壯未虛者宜用

樗根皮蜜炙五錢　白芍酒炒五錢　龜板醋炙三錢　黃栢鹽水炒一錢半

香附醋炒一錢半　右剉一劑水煎溫服

○一治婦人崩漏氣血虛而兼熱者宜用

當歸酒洗二錢　白芍土炒二錢　生黃芪二錢　林參二錢

生地炭一錢半　白朮土炒一錢半　阿膠珠一錢半　黑蒲黃一錢

黑地榆一錢半　黑梔子一錢半　炙草八分

右剉一劑水煎溫服

〇一治婦人崩漏下血過多心神恍惚戰慄虛暈宜

黃芪炙二錢　林參二錢　酒芍二錢　歸首一錢　皂蚌

熟地二錢　遠志一錢半　棗仁炒二錢　黑地榆一錢半　炙草一錢

右剉一劑水煎服〇如虛極發昏口噤眼斜不省人事者急用鐵器燒紅入醋碗內沸起醋氣薰入口鼻自然甦醒此最妙之法也

帶下論

〇一論婦人帶下脉緊者必腹痛數者則陰瘡漏下日久脉浮者難治婦人下白而不禍者名曰白淫與男子白濁同係相火濕熱龍雷之擾而不澄清然只治宜清補為主方用

樗根皮二錢蜜炙　當歸二錢　白芍生二錢　香附一錢半　黃柏八分炒

鹽知母二錢　牡蠣煅二錢　龍骨煅二錢　地骨皮二錢　甘草八分

麥冬二錢去心　蓮鬚一錢

右劑一劑水煎服日久不止即服止帶四神丸最

效止四神丸方

當歸二兩　川芎二兩　白朮二兩炒　山藥二兩炒　香附二兩

杜仲二兩鹽　牡蠣二兩煅　故紙二兩炒　續斷二兩　樗根皮二兩蜜炙　青黛二兩

右共為細末煉蜜為丸如梧子大每服百丸米湯下

其下赤白稠粘者謂之帶下與男子遺精同屬於心胞係於脊間絡於帶脈通於任脈白帶日久骨損髓枯治宜大培氣血此乃百世不易之法宜

黃芪炙二錢　林參二錢　歸身二錢　茯苓二錢　龍眼肉斤半

蓮鬚亻半　山藥炒二亻　杜仲炒斷絲亻半　骨碎補亻半　巴吉去芯亻半

黃柏八下　甘草八下　右剉加石榴皮一片水煎服

○一婦人赤白帶下或崩漏下血或屢經小產不能受孕一切不足之症皆有殊効　方用

懷山藥炒二不　巴戟天二不　山萸肉三不　黃芪炙二不　林參三不

小茴香炒一不　補骨脂炒亻半　蓮肉二不　當歸二不　酒芍三不

白石脂煅亻半　大熟地三不　川芎一不

右合五劑為細末煉蜜丸桐子大每服百丸淡鹽湯下

姙娠方脉論

○一論男女氣血調和陽施陰化乃謂有子診手少陰脉動甚者姙子也三部脉浮沉相等按之不絕者有孕也左手沉實爲男右手沉實爲女兩手沉實雙男兩手浮大雙女姙娠一月名曰始形二月曰始膏三月始胎姙娠脉滑大重按之則散者胎已三月也以前不足以上脉即如婦人胎前產後

雖奇病百出究其本源仍不出統論範圍之中余嘗治孕婦之病所經驗平穩屢効者一十六方俱載於左然亦不可執泥必臨症而證之然後用之可也

○一論婦人經血不行难明有無胎孕即用川芎不為末空心用艾葉煎湯調下覺腹內動則有胎不動無胎　名驗胎散

○一論婦人受孕之後胎氣上攻嘔吐悪心脹滿不食名曰悪阻方用

當歸首一下　白芍炒一下　陳皮一下半　砂仁五下　枳殼一下半麩炒

藿香梗一下半　川厚朴一下半　知母肉一下半　竹茹一下　甘草八下

大腹皮洗一下　蘇梗一下半　右剉薑水煎服○如用

半夏必須油炒不然損胎此方屢經屢驗

○一論轉胞謂婦人受孕不得小便此胎長逼近於

胞也方用

冬葵子三下　麥冬三下去心　赤茯苓三下　澤瀉二下

山梔子一下半　大腹皮洗一下半　木通一下二　甘草八下

淡竹葉十片　右剉一劑水煎温服

○一論胎漏下血胎動不安屬氣血虛而有熱也宜

黃芪生二錢　熟地二錢　阿膠珠錢半　白芍生二錢　白术錢半土炒

杜仲炒黑二錢　續斷錢半　歸首二錢　地骨皮錢半　炒升麻五分

黑梔子錢半　甘草五分　童便一中　水煎服

○一論墮胎小產滑胎其受孕三四月內謂墮胎六七月內謂小產常上墮胎小產者謂之滑胎不可一概而論蓋三者病勢雖同而病源不同即用藥

亦必有輕重較量恐毫厘之隔千里之謬也

○一論婦人每受孕三月必墮者少年形壯脉浮大而濇者氣虛血燥也蓋孕至三月屬於相火所以易墮火能消物故也方用

黃芪生二錢　白芍生二錢　白术土炒錢半　歸首二錢　條芩錢半

知母肉二錢　阿膠珠錢半　黑梔子錢半　陳皮錢半　地骨皮錢半

甘草八分　右剉一劑水煎服○如脾胃不和者加枳殼麩炒錢半　砂仁五分　去膠珠知母口乾加麥冬去心二錢

○一論婦人胎動因跌仆子死腹中疼痛不已惡露不下口噤欲死以及難産或胞衣不下産後血暈不省人事血入心經語言顛倒如見鬼神凡一切狼狽垂危等症俱有殊効方名佛手散即

全當歸二兩酒洗　川芎五个　黄酒一中水煎服

此方一服若子死腹中即便逐下若腹痛隨止保毋子俱安○若面赤舌青母活子死面青舌赤則子活毋死面舌俱青毋子皆亡俱有準驗

○一論胎動出血產門疼痛難忍者治宜用

川黃連為細末黃酒調下二个痛去血止經驗方

○一治半產謂婦人懷孕氣血虛弱不能榮養以致

數月而墮此衝任虧損而然也預防墮胎宜

林參二个　黃芪蜜炙二个　熟地二个　白朮土炒个半　当归首一个

白芍酒炒一个　續斷个半　黑杜仲二个　阿膠珠个半　陳皮个半

酸棗仁炒二个半　炙草八个　右剉水煎服

此方原為虛症而設若有實症又當隨症加減

〇一治婦人受孕腹痛胎肥脹悶不思飲食方用

當歸首一不　白芍二不酒炒　乳香伞去油　没藥伞去油　萊菔子一不炒

陳皮伞　厚朴伞　枳殼伞麩炒　大腹皮伞洗　蘇梗伞

砂仁个　甘草不　右剉水煎温服

〇一治孕婦下痢赤白腹中疼痛方用

歸身二不　酒芍二不　茯苓一不　香附伞醋炒　廣木香

檳榔伞　陳皮伞　枳殼伞麩炒　條芩伞　甘草伞

姜炒黃連五分　水煎服痛甚有寒者去芩連加炒艾葉一不姜炭五分

○一治孕婦泄瀉腸鳴腹痛肢體浮腫屬虛寒者宜

林参三个 白朮土炒二个 茯苓二个 粟殼炙一个 山藥炒一个

黄芪炙二个 五味子一个 姜炭五分 訶子肉煨一个半 陳皮一个

肉豆蔻面煨一个 炙草一个

右剉一劑薑三片棗二枚水煎服○如瀉火上除煩渴口乾屬虛熱者去肉蔻姜炭加酒芍二个烏梅二個

此方經驗奇効非常

○一治孕婦咳嗽吐痰氣喘滿悶方宜

紫菀二錢　百合二錢　前胡錢半　桔梗二錢蜜炙　桑白皮二錢蜜炙
川貝母二錢　白茯苓二錢　陳皮錢半　枳殼錢半麩炒　甘草八分
知母肉二錢　半夏錢半炒須酒炒不然損胎
右剉一劑薑三片水煎服○如煩燥口乾唾紅者即
用原方去陳皮半夏加天冬二錢麥冬二錢去心童便一盃水煎服
○一治孕婦瘧疾寒熱相等者宜用
當歸身二錢　白芍二錢酒炒　茯苓二錢　青皮錢半　陳皮錢半
常山錢半　檳榔錢半　知母肉二錢　川貝母一錢　甘草八分

蘇梗錢半　烏梅一個

右剉薑三片水煎露一宿臨發前兩个時辰温服○

如以瘧體虛者去檳榔常山蘇梗加何首烏二錢蒸林參一錢　白朮土炒錢半　薑三片棗二枚水煎照前法温服最効

○一治孕婦忽然跌仆口噤吐沫不省人事形壯者宜

歸身二錢　炒川芎一錢　酒芍二錢　炒棗仁二錢　大生地二錢

茯神二錢　陳皮錢半　油炒半夏錢半　竹茹一錢　甘草八分

菖蒲二錢　遠志錢半　麥冬去心二錢　薑水煎服

○一治孕婦遺尿失禁方用

白薇等 白芍等酒炒 為細末酒調日二服効

按以前所論諸方乃婦人受病之常即用藥亦平安經驗良方非有奇術異論所謂王道者也然亦不可執用必臨症審察隨病加減不致錯悞可也

○一論孕婦方中多用當歸以其能養血固胎者也如大便溏瀉或胃熱乾嘔俱不可用

○一論孕婦古方多用川芎未為盡善如氣虛血燥

难免胎動不安若便溏自汗乾嘔惡心歸芎俱不可用以其油性且屬血中之氣藥恐發汗滑腸引虛熱薰胃而作嘔此最易犯故詳載之

○一論孕婦患傷寒症傳裡或春溫變為熱症甚至時行瘟疫病即舌如積粉須臾變黃一日不治則舌變為黑矣此乃大惡之候危在旦夕豈容停緩當此之際下藥如斬關奪鎖必須有識有胆决断無疑除孕婦已忌用外如芩連梔栢石膏之類儘可

重用即重用大黃只要有病全不得胎然雖寒症
桂附不可經投○若產後則又當別論總之產前
不宜大熱產後不宜大涼

凡孕婦禁忌之藥三十二味開於後最關要緊不可不慎

斑猫　紅娘　水蛭　虻蟲　烏頭　附子　大戟　芫花
肉桂　巴豆　牽牛　三稜　莪朮　桃仁　紅花　雄黃
通草　蒲黃　牛夕　車前　瞿麥　朴硝　乾漆　槐花
蜈蚣　馬鞭草　牙皂　乾薑　硇砂　射香　代赭石　南星

又孕婦氣血大虛之人下藥猶當避忌者一十二味然與前所禁忌不同若氣血壯旺之人病勢當用者不必泥而不用以其最易犯故載之

丹參　蘇木　澤蘭　薏米　滑石　木通

元胡　茜草　扁蓄　香附　川芎　半夏（油炒者與前同）

產育論

○一論胎產橫逆多出於富家身懶性驕之過懶則

氣血不利驕則不能忍耐俱因坐草太早努力過甚逼迫兒身不能自轉先露脚謂之逆先露手謂之横凡遇此須年高有德之穩婆用小小繡花針於兒手足心輕輕一點兒覺痛趣勢縮縮送回令産婦高枕困睡片時即服活命芎歸湯即龜板湯

全當歸二兩　川芎五錢　龜板四錢醋炙　婦髮灰七卜

如髮灰即時不湊余以原方加懷牛夕三錢酒炒　黄酒一中水煎服此方百發百中可稱神效○若元氣

大虛加人參一兩否則不必

○一治死胎不下余用獨味丹參四兩黃酒一茶中水三大碗濃煎頻服即下○氣虛加人參一兩更妙

○一治橫生逆產須臾不救母子俱亡勢將垂危用

蛇蜕一條　蟬蜕十四個　婦人髮灰七分

右為細末分作二服溫酒調下須臾再進一服即下

○一治胞衣不下或死胎不下急服

活命芎歸湯霎時即下真神効良方也

○一論古方治胞衣不下用平胃散加朴硝煮煎服余謂朴硝性最猛烈傷脾損腎若形壯之人忽被磕撞死胎不下此方必可如氣血虧損不能榮養子死腹中此方斷不可用恐遺後患難以調治

○一治盤腸生謂未產時腸先下不收方用紅蓖麻子仁五十个搗爛貼頂心內服補中益氣湯効

○一論婦人交骨不開產門不閉皆氣血虛弱不能運達而然宜服

活命芎歸湯　補中益氣湯加減治之俱効

○如惟産門不閉乃氣血大虛之症急服十全大補湯可也至於俗巫詭傳单方不可妄用恐致有損

生産秘訣十六歌

○一受胎歌

受胎第一要經調　行盡經時正好交
胎熱胎寒皆不受　貪歡縱慾亦難招

月經不調不能受胎經期過後受胎之時臍即
受胎之處又稱子宮或熱或寒皆不能受胎

○一保胎歌

胎後分房養自專　內調外謹保胎安
戒除煎炒防胎熱　好睡貪閒生產難

受胎以后女分房而宿內莫生躁外防跌仆皆能傷胎恐生小兒口眼瘡疾皆胎前熱毒動動血活安逸血滯受孕之後宜動易產

○一胎前禁忌歌

受胎起居要端詳　舉重搬跌胎便傷
犯此安胎無別法　鷹皮油煮食多張

跌仆跪撲犯則傷胎勿强力舉重莫敲打響器若犯胎動多用油水煮豆腐皮食之或照所列安胎方服之

〇一臨產歌

時當生產要安詳　腹內初疼且莫忙

仰睡緩行胎自轉　人聲嘈雜莫居房

當產之先自要安穩不可聽無知穩婆心忙意亂且緩行勿睡不可屈腰恐胎難轉身免人聲嘈安心靜待

〇二誤認產期歌

從來足月乃全胎　誤把閒疼作產猜

可憐未滿娘懷子　強從胎中逼出來

古今十個月為全胎未足月是閒疼不可抱腰捺肚臨盆用力及被諸婆穩婆、、弄一回生意好受謝礼故逼迫太甚母子俱傷可憐

○一辨足產非產歌

未足月疼名試胎　痛而復止弄胎來
兩般不足真生產　且自安心莫亂催

大凡足月腹痛為試胎已足月忽然腹疼謂之弄胎俱不是正產之時宜安心忍痛而睡切莫催促臨盆凡横生逆產皆由此悞

○一辨各種閒疼歌

八九月來試痛多　傷胎作痛藥調和
食痛當臍愁手按　寒痛最喜熱烘摩

若產婦起居失宜胎動腹疼此非真産只宜用藥安胎爲妙或傷食腹痛必當臍按之更痛或傷風寒腹痛喜得熱手摩之

○一正當臨盆用力歌

小兒身轉漿自行　漿水流來緊腹疼
中指節边筋亂跳　臨盆用力順兒生

時正當產兒自轉身向下頭至產門胞破將水流腹痛腰脹一陣緊一陣產婦中指筋跳此時催其用力小兒頃刻降生矣

○一產後調理歌

產後登床枕要高　存神合眼莫閑牢
飲盃童便還兼酒　鐵器燒紅用醋澆

上床高枕靠背兩膝竪起莫宜伸長睡宜輕匕合眼不可熟睡恐血氣上壅産後即服童便熱酒鉄燒醋澆薰鼻以免血暈

〇一産後血暈歌

血暈面赤停瘀是　佛手散方急服宜

去血過多面唇白　参芪芎歸澤蘭施

惡露未尽瘀血迷暈面唇皆赤內服芎歸散外燒鉄器醋澆薰鼻自醒去血过多面唇皆白宜服参芪芎歸大劑少加澤蘭甘草

〇一産後胞衣不下歌

初生力弱血枯滯　産路乾時胞脹疼

緩下善言安産婦　急煎没竭兩般吞

胞衣不下因用力太早或風冷凝滯或下血过多或血入胞衣皆不下
言緩下何妨安産婦之心恐驚慌愈难下急服血竭没藥或按方治之

○一臨産交骨不開歌

交骨緣何不自開　或因血弱或初胎
但宜一服開骨散　芎歸龜板婦髮灰

交骨者産門之骨也生産産原當自開或血虚或初胎皆不利急服
芎歸龜板髮灰水酒煎服即開一名開骨散氣虚加人參更妙

○一難産歌

生人自古無難産　用力非時因惧催
氣滯血壅猶可治　逼迫橫逆悔难追

生産乃天地化育之理從無難者因無[illegible]穩婆催逼太早致人性命若过於安逸血不運轉猶易治若小兒半轉逼得手足先出追悔何益

〇一保金横生逆産歌

脚生為逆手生横　從容托進且去眠

佛手散方加大剤　切莫動手待自然

手足先不可推且緩〻托進入産婦只要安心莫亂急前芎歸六剤服之睡一夜自然生下者聽收生婆動手是自悮也

〇一驗死胎歌

腹中何以知胎壞　内寒舌青冷肚皮

舌赤面青母難保　面舌俱青兩命危

此胎墜多因高舉伸壓致兒口脫不能吮血若產婦面赤舌青子死無疑面青舌赤母命難全面舌俱青口流涎沫母子俱亡可不慎哉

〇一安胎下胎藥方歌

安胎諸方經驗効　催生方名芎歸奇

欲下死胎佛手散　產後生化加減宜

胎動不安則所列經驗方無不應効若產不順惟活命芎歸湯神効若子死腹中用佛手散產後宜生化湯加減逐瘀生心

所作十六歌余固知平仄不合字句欠妥但取其易曉耳改差補陋並望後世儒者裁之可也

產後方脉論

新產之脉宜虛緩沉細附骨者生實大弦急者死

凡產畢不問腹痛不痛有病無病即以童便和熱酒共入一中温服則百病不生以手從心捍至臍下使惡露不滯且當產之時不可問是男女恐因言語而泄瀉或以愛憎而動氣者能致病須節飲食避風寒至於梳頭洗足言語七情以百日為度否

則患手足腰腿酸疼名曰蓐勞最難調治犯時微若秋毫成病重如山嶽可不慎哉

夫産後血暈其由有三有用心使力而暈者有下血過多而暈者有惡露不盡而暈者○如惡露不行心腹疼痛脉沉實有力宜生化湯黑神散加減服之○如下血過多脉必虚大無力乃氣血大脱之症宜十全大補湯乃第一妙方也○如下血不止加炒黑乾姜止之但凡血暈不省人事急用鐵器燒紅

以醋沃之使醋氣蒸入産婦口鼻即時甦醒真妙法也可稱神効

夫産後多有發熱惡寒之症有下血过多者有早起劳倦者有恶露不盡者有飲食失節者有感冒風寒者有三日蒸乳者俱能發熱增寒身疼腹痛不可相類而用藥也

〇一論去血過多發熱者脉必虛大無力內無痛楚此非有餘之熱乃陰虛生內熱耳方用

熟地三錢　茯苓二錢　白朮錢半土炒　歸身二錢　川芎一錢

林參二錢　酒芍二錢　陳皮一錢　薑炭一錢　炙草一錢

右剉薑三片棗二枚水煎服○如自汗加黃芪二錢蜜炙

棗仁錢半炒　泄瀉加訶子肉煨肉蔻去當歸川芎

○一論用力勞傷或早起多動發熱者宜用

當歸二錢　川芎錢半　熟地二錢　酒芍二錢　茯苓二錢　白朮錢半土炒

龜板二錢醋炙　何首烏二錢　陳皮一錢　黑香附錢半　炙草一錢

右剉童便一中水煎服○若有實症隨症加減

〇一論惡露不盡發熱惡寒胸脇脹滿腹痛作塊宜

全歸三錢　川芎二錢　紅花八錢　益母草三錢　桃仁一錢半炒　香附二錢

蒲黃一錢炒黑　元胡二錢　澤蘭錢半　姜炭五錢　炙草一錢

右劑薑三片酒一中水煎服小腹疼加肉桂脇疼加青皮

〇一論惡露不行瘀血凝滯乃有餘之象固不難用藥然此症多有虛實寒熱兼雜者既積塊作痛又中氣不足餘血不行新血不生脾血兩虛泄瀉不食煩躁自汗漸至不起此豈容易用藥耶余每遇

此症勢將束手乃加意參證一方用

黃芪三錢土炒　茯苓三錢　白朮錢半土炒　紅花一錢　益母草三錢

龜板三錢醋炙　姜炭一錢　黑蒲黃一錢　澤蘭錢半　元胡三錢研

炙草一錢　尤妙在此方重加丹參五錢或八錢取其逐瘀生新不滑不膩加童便一中水煎服屢經屢驗百發百中所謂丹參獨味以倫四物之能者此也若用在別處則不盡然

○一論脾胃不和飲食少進亦發熱頭疼噫氣作酸

胎膈飽悶脉必沉緊方用

蒼朮（一錢）　陳皮（一錢）　厚朴（八分）　香附（二錢醋炒）　砂仁（八分炒研）

當歸（二錢酒炒）　川芎（一錢）　姜炭（五分）　神曲（二錢炒）　炒山查（二錢）

炙草（八分）　右剉薑三片水煎溫服○如大便溏則去歸芎加茯苓（二錢）白朮（一錢土炒）便閉加桃仁（一錢炒）枳殼（一錢麩炒）

○一論傷風感冒發熱惡寒脉必浮緊頭疼身痛者切不可大發汗恐傷元氣而耗津液方宜

當歸（二錢）　川芎（一錢）　白芷（一錢）　陳皮（一錢）　枳殼（一錢炒）　防風（一錢）

蒼朮千　茯苓二𠆢　厚朴𠆢　半夏鉡　炙草𠆢

右剉一劑薑三片水煎溫服

○一論內傷元氣外感風寒其脈洪大而虛其症身熱而煩頭疼惡寒自汗口渴宜補中益氣湯加減方中升麻柴胡宜炒用且宜少用

○一論產後蒸乳亦發熱惡寒必乳間脹硬疼痛即令產婦以手揉乳間硬處乳汁通其熱自除可不藥而愈

○一論產後發熱惡寒口眼喎斜等症皆是氣血虛甚當大補氣血宜十全大補湯○若左手脉不足重補血之藥右手脉不足重用補氣之藥

○一論產後中風切不可便作風治斷不可服小續命湯之類只宜大補氣血○如中風口噤乃血虛風入夾口筋得風則急故口噤若角弓反張乃體虛風入經絡故腰背急也宜用

熟地二錢　白芍酒炒二錢　歸身二錢　川芎八分　白朮錢

茯苓二錢　陳皮八分　秦艽八分　獨活八分　黑荊芥七分

桑寄生三錢　炙甘草一錢

右剉一劑黄酒少許水煎服但能下咽即効

○一論蓐勞者産中之名也産中虛羸氣喘乍寒乍熱病如瘧状實非瘧也或發熱自汗肢體疼痛名日蓐勞當大補氣血宜用

黄芪八錢蜜炙　林參五錢　當歸身三錢　糯米半合

右剉一劑薑三片水煎服或羊肉煮湯煎藥更妙

○一論産後不語者何余曰人心有三毛七孔産後虛弱多致敗血閉於心竅心氣通於舌故舌強不語心神不安恍惚若迷治宜

茯神二錢　棗仁二錢炒　黄芪二錢　林参二錢　大生地二錢

菖蒲一錢　牛膝一錢　防風一錢　川芎一錢　赤芍一錢

細辛三分　甘草八分

右剉水煎再加琥珀五分　辰砂三分　另研調藥服之最妙

○一論産後汗出不止方用

黄芪（炙三錢）　熟地三錢　牡蠣（煅三錢）　白术（麩炒三錢）　防風八分
麥冬（去心二錢）　茯神二錢　棗仁（炒研二錢）　當歸二錢　霜桑葉[illegible]
燈心卅寸　右剉棗二枚水煎服

○一論產後牙關緊急腰背反張四肢抽搐目眼歪斜此去血過多元氣虧損陰火熾盛而然方用十全大補湯加薑炭一劑而甦又三劑而安屢經屢驗真良方也

○一論產後消渴不止方

黃芪生二錢　麥冬去心二錢　生白芍一錢　當歸二錢　花粉一錢
大生地二錢　白茯苓二錢　知母肉一錢　五味子五分　甘草一分
右剉一劑加粳米半合水煎溫服
○一論產後虛瘧寒熱頭疼方用
當歸二錢　川芎一錢　酒芍一錢　白朮一錢　柴胡八分
白茯苓二錢　醋青皮一錢　甘草八分　薑水煎服○若
發日以虛弱自汗宜去青皮柴胡加林參二錢　何
首烏三錢○若口渴飲水加知母肉半錢　烏梅二個

○一論產後痢疾腹疼赤白兼有方用

當歸二錢　白芍酒炒二錢　川芎一錢半　茯苓二錢　臬麩炒一錢半

陳皮一錢半　香附二錢　廣木香五分　神麯炒二錢　炙草一錢

炮薑一錢　右劑薑水煎服不食加砂仁便不利加澤瀉

○一論產後痢疾日久不止者宜用

四君子湯加黃芪粟殼　薑棗煎服最効

○一論產後泄瀉脈虛細者生浮數洪大者死方宜

林参二錢　白朮土炒二錢　茯苓二錢　陳皮一錢半　酒芍二錢

黄芪炙二下 炮薑一下 訶子肉煨伞 肉豆蔻煨个 炙草个

澤瀉伞 右剉薑三片棗二枚水煎服

○一論產後嘔吐番胃方宜

陳皮二下 半夏製二下 茯苓二下 白朮土炒伞 砂仁炒个

丹參二下 藿香伞 赤參二下 神麴炒二下 炙草个

右剉一劑薑五片水煎溫服

○一論產後咳嗽痰喘方用

丹參二下 北沙參二下 陳皮伞 法半夏一下 茯苓二下

款冬花錢半蜜炙　川貝母二錢　前胡錢半　枳殼錢半麩炒　甘草八分

桔梗錢半蜜炙　白果仁五個炒研

右剉薑棗煎服

○一治產後頭疼方用

黃芪二錢炙　林參三錢　白术二錢土炒　當歸二錢　川芎錢半

陳皮錢半　藁本錢半酒　荆子八分研　炒柴胡八分　炒升麻五分

白芷八分　甘草八分　右剉薑三片水煎服

○一論產前產後大便不通方用

當歸五錢　川芎二錢　防風二錢　枳殼二錢麩炒　甘草二錢

右剉水煎溫服此方之設因大麻李仁大黃不可去用而然

○一論產後胞損小便淋瀝不止方用

林參三下　黃芪三下炙　白朮二下土炒　白茯苓三下

陳皮八分　桃仁八分去皮炒　炙草一下　水煎服

○一論婦人子宮脫大二日損落一片殊類猪肝已而面黃體倦飲食無味內熱晡熱自汗盜汗余以十全大補湯二十餘劑諸病悉愈仍復生育

○一論產後陰門不閉發熱惡寒用十全大補湯加

五味子數劑而愈若初產腫脹焮痛而不閉者宜
加味逍遥散既消而不閉者宜十全大補湯

○一治產後陰門痛極不能忍者　古方用
桃仁泡去皮尖研如泥塗之即已

○一治產後陰戶癢不能忍者　古方用
食鹽二兩塗之即止

○一論產後生腸不收　古方用
蓖麻子去皮搗成膏貼頭頂心內服補中益氣

湯去柴胡加益母草

○一論產後生腸不收皆由氣血虛弱宜大補方用

人參三錢 黃芪五錢蜜炙 白朮三錢土炒 當歸三錢 川芎錢半

炙草八分 右剉水煎服若一日不上加炒升麻錢半

○一論產後子死經斷一日小腹忽痛陰戶有物如

石硬而痛此乃石瘕也方用

當歸二錢 川芎錢半 酒芍二錢 生地錢半酒洗 桃仁錢半炒 紅花八分

三稜錢半 大黃二錢酒炒 香附二錢 元胡二錢 血竭一錢 檳榔錢半

右剉一劑黃酒一中水煎服有寒加肉桂一錢去大黃不用

小產論

小產重於大產蓋大產如瓜熟自落小產如生採斷其根蒂豈非重於大產但人輕忽致死者多矣宜補形氣生新血逐瘀血若未足月腹痛欲產者宜

黃芪二錢炙　人參二錢　白朮錢半土炒　歸首二錢　酒芍二錢

阿膠珠錢半　知母肉二錢　黑杜仲二錢　續斷錢半　炙草八分

五味子(二十粒) 右剉一劑水煎服○若產而血不止者參芪加倍再加炒艾葉(一錢) 氣虛加人參更妙

○一論小產心腹疼痛乃瘀血不行新血不生宜

當歸(三錢) 川芎(二錢) 熟地(二錢) 酒芍(二錢) 元胡(二錢)
丹參(二錢) 澤蘭(錢半) 紅花(五分) 黑香附(錢半) 甘草(八分)
桃仁(二錢 去皮尖) 右剉水煎入童便黃酒各半中溫服

小產腹痛以手按腹愈按愈痛此是瘀血為患宜用此方若之者按之返不痛此是氣血兩虛之症

宜八珍湯主之若痛而不食宜六君子湯若痛而作瀉宜六君子湯送四神丸俱効

○一論小產下血不止睡卧不安自汗盜汗心神恍惚此氣血大脫之症宜十全大補湯乃第一良方也

○一婦人二十餘歲小產死胎不下聽庸醫大用朴硝催迫乃泄瀉不食又服四物湯泄瀉尤甚其死胎仍不下又服諸方不効時當暑熱勢將垂危始邀余治用

丹参四兩 水三大碗煎至一碗去渣入人参一錢半再用慢火煎至一茶中温服片時死胎即下真神効之良方也於是諸病悉退惟不思飲食彼欲速効乃自用香砂橘紅白蔻之類一服煩燥不寧自汗且乾嘔咳嗽氣喘復邀余治方用

生黄芪三錢 丹参三錢 茯神二錢 棗仁一錢半炒 酒芍二錢 川貝母二錢 知母肉一錢半 龜板三錢酒炙 陳皮一錢 地骨皮一錢半 麥冬三錢 右劑童便一中水煎服二十餘劑全愈

乳病論

乳房陽明所經乳頭厥陰所屬其母不知調養或怒所逆鬱或厚味所釀以致厥陰之氣不得通而汁不得出陽明之血沸騰故熱甚而作膿亦有其子口氣焮熱含乳而睡熱氣所吹遂生結核於初起時須忍痛揉令稍軟吮汁自透即可消散失此不治必成癰癤余屢經此症凡來得急驟却愈得亦

速其症多於紅腫高大發熱惡寒、結核腫痛切不可便用針刀㣲成大患只用服藥方宜

金瓜蔞五分　歸尾三分　青皮半　白芷三分　柴胡半

銀花半　山甲珠半　連翹三分　花粉三分　甘草半

防風半　貝母二分　木鱉子二箇去皮研

右剉水煎服○若憂愁鬱結積累月以脾氣消敗肝氣橫逆遂成隱核如棋子大不痛不痒數年後方為瘡陷形如岩穴名曰乳岩不可治矣若於始

生之際便能消釋病源使心清神安然後施治亦有可安之理

一婦人二十餘歲患乳岩不痛不痒二年後始發破流黑水不成膿漿愈流愈硬臭氣难聞余以為必不能治欲求之再三於是余用十全大補湯服十餘劑外敷生肌定痛散漸有膿漿原方又服十餘劑而膿稠瘡軟飲食大進又服二十餘劑全愈

○一治婦人患吹乳腫痛未成膿者用

生半夏管為細末用葱白半寸搗和為丸綿裹塞鼻若患左乳塞右鼻右乳塞左鼻甚效

○一論有兒者名為外吹乳有孕者名為内吹乳用

白芷 貝母 各等分

右為細末每服二錢黄酒調下 古方名立效散

○一治内外吹乳無論已潰未潰服之立效

生黄芪三不 當歸二不 川芎卆 白芷卆 乳香一不

漏蘆卆 青皮卆 花粉二不 連翹二不 防風卆

瓜蔞二下　貝母一下　甘草半　水煎臨臥服

若腫痛過甚欲破不能者加山甲珠一下　皂刺半　去黃芪

○一論婦人年五十外乳癰穿破難收功者方宜

生黃芪二下　林參二下　白朮半土炒　大生地半酒洗　川芎半

茯苓二下　當歸二下　酒芍二下　木瓜半　甘草一下

青皮五下　炒柴胡五下　右剉水煎溫服

○一治婦人乳勞乳癰已成膿化未成即消治乳方

甚多獨此方神効瘰癧瘡毒尤妙無比

瓜蔞（熟者一箇切研） 當歸（三錢） 甘草（三錢） 乳香（一錢研） 沒藥（一錢研）

右剉一劑水三茶中酒一茶中煎至一中頻服更

以渣敷患處能治一切癰疽腫毒便毒皆効

○一論婦人素禀怯弱氣血虛耗產後無乳宜補者

黃芪（一兩蜜炙） 當歸（五錢酒洗） 葱白七寸水煎服

○一論產後氣血不足乳汁缺少方用

林參（三錢） 黃芪（三錢炙） 歸身（三錢） 漏蘆（錢半） 通草（一錢）

山甲珠（二錢） 王不留（一錢炒） 川芎（錢半） 花粉（一錢） 炙草（八錢）

右劑一劑引參歸并服煮湯煎藥服之立效○若此方不效仍不痛不漲是乃氣血大虧宜八珍湯若中年以後之人且無痛楚則十全大補湯更效

○一論婦人欲斷乳方用

當歸尾二錢　赤芍二錢　懷牛膝二錢　紅花二錢

右劑一劑水煎臨臥溫服

○一論婦人氣血方盛乳房作脹或無兒吃痛增寒熱者用　大麦芽二兩炒　水煎服立消其耗散

氣血如此○若脾胃虛弱飲食不消每用之然多服損腎不可不知若氣血虧而乳汁自出不斷者乃大虛之相宜十全大補湯服之否則生子不育

婦人雜病

○一治婦人陰戶作痒

用猪肝蒸熟納入陰戶則虫俱引出而痒止

○一治婦人生門硬如鐵石衣撞着痛不可忍用

青魚膽[illegible]或鯽魚膽亦可用緜綿二三錢燒灰存性同魚膽汁調勻取鴨毛翎搽上立効其硬即軟

○一治女人生門墜下一物其形如茄名曰茄病用茄蘞劉燭煎水洗之再用巴豆搗綿線二人牽住用巴豆搗之以線纏其上過一夜即落若不用藥線即推上或在內亦茄蘞加枯礬同煎薰洗

○一論婦人茄病原因生產之後未過滿月因取重物膀胱墜下若是紅茄可治白者不治方用

林參二钱　白术土炒五分　當歸二钱　酒芍二钱　陳皮五分

熟地二钱　肉桂五分　川芎五分　吳萸钱　丹皮五分

白蘞二钱　澤蘭五分

右剉薑一片水煎空心服然後薰洗其物自上

薰洗方

蛇床子一兩　銀花五钱　茄藤七钱　水楊柳根一兩

枯礬四钱　五倍子四钱　魚腥草一兩

右為粗末水煎滚放桶内坐而薰之候藥水略温

傾盆內洗之次日再煎溫後仍照前薰洗自愈

○一治女人陰挺謂陰戶中突出一物如蛇或如雞冠

用蛇床子五兩　烏梅九個　煎水薰洗又以豬油

調藜蘆細末敷之即消

准府署內經驗方脉論

特用道彰德府正堂戴公號蓮溪安徽省徽州府婺源縣人也夫人莫氏京都人年四十五歲患胃氣疼吐水多年屢治不効一經小產舊病復作邀余到署診其脉六部俱沉緊兩尺尤甚余謂沉主裏症又屬火病緊為諸痛乃心痛腹痛胃氣痛也　戴公言此病正是胃氣疼吐水每日早起泄瀉三便動則自汗

已十年矣余謂病久則虛實兼雜寒熱交作必須巧於用藥勿拘成方可也遂取出所服藥方十九紙無非四物八珍補中益氣柴胡疎肝香砂六君之類猶有重用歸芎加桂附白蔻者余曰此藥於湯頭未深明藥性之悞也蓋四物帶中而注瀉八珍峻補而疼難止益氣湯中當歸滑腸升柴發汗雖少用亦不為妥疎肝散俱損氣耗血之類至用桂附白蔻又非善治以其疼久則生熱瀉久則傷

氣病本中氣不足而脾注濕熱以則生瘕匪塞升降且多服炙煿熬煎之物脾虛不能運化故清陽不升濁陰不降所以久而不愈者此也余用

生黃芪三錢　白茯苓三錢　於白朮一錢土炒　廣陳皮八分

法半夏八分　香附二錢醋炒　藿香梗一錢　廣木香五分磨末調服

佛手片二錢　鬱金八分研　草蔻仁八分研　甘草八分

川黃連　吳茱萸各五分同浸炒　剉一劑薑三片棗二枚水煎服

右方以黃芪補氣止汗而不悶為君茯苓白朮健

脾除湿為臣佐以陳皮半夏香附化痰和胃使藿香梗草蔻仁止吐加欝金木香止疼佛手片暢抉胃氣而不尅吳萸黃連同炒乃治心氣疼吐水之妙品也

服一劑諸病悉退余謂効不致如是之速於是又一服明早仍大便三次但只一點黃白膿耳余曰此乃藥病相符也因脾胃虛弱飲食難消不足中生出有餘之症也此藥固其中氣蕩其積垢所謂

推陳致新者也原方又一服諸病全愈惟夜間只睡一半又加棗仁二錢五分炒服一二劑諸病皆瘳毫無痛苦矣 太太恐其再發囑余除去病根於是就原方去香附加酒炒杭芍二錢合五劑外加高麗參一兩共為極細末用神麯二兩打糊又用薑水煮棗去皮核取淨肉連前藥神麯糊共和為一塊丸如梧桐子大每服百丸早晚用淡薑湯送下自服此藥全愈以後一永無再發

戴公長子元配洪氏年二十八歲母家亦安徽人也其父現任衛輝府考城縣典史因治　太太全愈遂邀余到五堂診少太太之脉右手洪大無力左手疲數且濇余謂此氣虛血燥之相肺與大腸皆虛熱也彼言新病咳嗽腹有舊病鼻衂便血已多年矣此則脉病相符又問及脉帶喜信否天癸月餘未見余言受孕一月始形兩月始膏三月始胎如天癸月餘未見即受孕不足以上脉今用藥只

宜養血潤燥健脾和胃若受孕此即保胎之劑也用

生白芍二錢　白茯苓二錢　阿膠珠錢半　酒前胡錢半　生地炭二錢

麥冬去心二錢　天冬二錢　黑梔子錢半　知母肉二錢　川貝母二錢

枳殼麩炒一錢　桔梗錢半　甘草八分

右剉一劑藕三片梨汁五匙冲水煎溫服

此方服十餘劑諸病稍退復邀余診其脈左寸微細右關滑數乃受孕之脈也老太太問男耶女耶余言按右手滑數為女以　大人澤及萬民必生男

彼喜曰我孫婦以前受孕三月以後必墮七年之中曾墮六胎且常服保產無憂散不效何耶余曰此執用成方之悞也無憂散中當歸滑腸川芎動胎此庸醫易犯者也更有羌活荆芥辛散烈性辛則耗血散則損氣朴實之人頗可如少太匕便血自汗連年墮胎豈非氣虛血燥乎更多服耗散之藥而曰保胎殊不知反迫其墮之速耳余今用藥切符胎症只用固胎百病自愈方宜

生黃芪二錢　茯神二錢　棗仁（炒）一錢　阿膠（珠）一錢　地骨皮一錢
生杭芍二錢　麥冬（去心）二錢　生地炭一錢　知母肉二錢　枳殼（麩）一錢
貝母二錢　黑梔子一錢　甘草八分
右剉一劑加燈心三十寸水煎日進二服
右方以黃芪阿膠補氣固胎茯神棗仁杭芍鎮心養血生地炭黑梔子地骨皮止大便下血麥冬貝母知母潤肺止嗽甘草和中少加枳殼寬胸快膈療胎氣膨脹此方不溫不散雖因病用藥即保胎

之良方也何必命名為某某湯頭而然也
服十餘劑諸病悉退又每日一服月餘病全愈而
胎亦安又間一日一服至年終共服七十餘劑胎
近六箇月未動病亦未發彼喜其平妥停藥不服
至五年四月下旬產生一女惡露不行腹痛煩渴
乃產前少服藥故也　戴公素明醫道自開方用
生化湯服二劑新病未去而舊病復作便血自汗
較前尤甚於是即請本城三位先生仍用生化湯

性加重而已歸芎用至七八錢因乳少又用穿山甲珠二錢五分於是便血復作腹痛頭疼嘔吐不食自汗盜汗百病叢生睡卧不安惡露亦不行矣復邀余診其脉六部短數無論病勢危甚彼惟求急速開方余曰難矣哉諸病備於一身惡露不行心腹疼痛固産婦之常便血自汗亦産前舊病又兼煩躁不寧嘔吐不食且穿山甲其性猛烈無所不至用二錢五分損氣耗血尤無理之極余謂此

症生化湯亦不可用然以常情易犯耳若執古本則用生化湯逐瘀生新誰曰不可殊不知歸芎乃血中之氣藥入胃則嘔近脾則瀉脾胃一敗無能為矣然固不當拘執成方亦不敢悖古自律願再質高明同論此症然後開方 戴公言在城先生亦惟生化湯是用即換手仍歸芎加重而已既論病在理何必再請余不能推諉於是開方用

丹參五錢 生黃芪三錢 白茯苓三錢 白术二錢 元胡一錢

澤蘭下 墨蒲黃下 黑地榆半 棕灰下 益母草下

紅花半 炙草下 童便一中水煎日二服

右藥服六劑稍安又服十六劑諸病悉退飲食大進惟惡露仍不行余書病論一篇原方莫改囑以日進二服切莫為遏笑慢更改藥方欲求速効而反致悮也 火余悦服固問余所看何書與原不同余言醫不執方合宜而用虛心參悟洞明藥性非有奇術異議也

扫码获取

- 本书音频
- 视频微课
- 妇科歌诀

阅读说明

《〈妇科辨解备要〉校注》分为校注和原版刻本影印两个部分。本书影印部分将 1928 年郭玉柱之孙郭友容续印本进行了原版影印，原汁原味地保留了清代晚期河南医家郭玉柱中医妇产科专著《妇科辨解备要》的面貌。

为了保留原书的样貌，影印部分采用翻口在左的样式，阅读次序与校注部分方向相反，请读者注意。